TRAITÉ PRATIQUE

DE

RECHERCHES BACTÉRIOLOGIQUES

A L'USAGE DES PHARMACIENS

ET DES ÉTUDIANTS

A MES PARENTS

Hommage de ma reconnaissance

TRAITÉ PRATIQUE

DE

Recherches bactériologiques

A L'USAGE DES PHARMACIENS

ET DES ÉTUDIANTS

PAR

Victor MIETTE

ANCIEN PRÉPARATEUR DE BACTÉRIOLOGIE

Ouvrage présenté au Concours Brassac 1904

MÉDAILLE DE BRONZE

Tuberculose — Diphtérie — Fièvre typhoïde
Blennorrhagie

PARIS

A. MALOINE, ÉDITEUR
25-27, RUE DE L'ÉCOLE-DE-MÉDECINE, 25 27

1904

TRAITÉ PRATIQUE

DE

Recherches bactériologiques

A L'USAGE DES PHARMACIENS

ET DES ÉTUDIANTS

> « Tant que le possible n'est pas fait,
> « le devoir n'est pas rempli. »
> (Victor Hugo.)

INTRODUCTION

Au Corps pharmaceutique.

Malgré les travaux de micrographie publiés jusqu'à ce jour, notre but en présentant à Messieurs les pharmaciens cet humble travail, plus pratique que scientifique, est de leur prouver que les progrès de la thérapeutique ont rendu indispensable, à l'heure actuelle,

1.

l'adjonction au laboratoire officinal d'un laboratoire de bactériologie.

Cette nécessité se fait surtout sentir dans les villes où il n'existe pas de Faculté de médecine, comme aussi à la campagne. Lorsqu'une recherche bactériologique est demandée au pharmacien, celui-ci est obligé de la faire pratiquer à l'école de pharmacie la plus proche, malgré toute sa promptitude, le temps se passe et le mal empire. Messieurs les docteurs seraient plus heureux de savoir immédiatement s'ils ont à traiter une diphtérie ou une angine sans gravité, s'ils sont en présence d'une fièvre typhoïde, d'une tuberculose pulmonaire ouverte.

Il nous a semblé inutile de faire un cours complet de bactériologie, d'autres sont beaucoup plus qualifiés que nous pour cela, nous nous bornerons donc à consigner dans ce recueil des conseils pratiques sur la recherche des bacilles de *Koch, de Lœffler, d'Eberth et de Neisser*. Ces quatre microbes pathogènes sont les seuls que le pharmacien ait à rechercher dans la pratique de sa profession.

Pour faciliter la compréhension de cet ouvrage, nous en avons banni les théories abstraites pour les remplacer par des principes simples marqués au coin de la pratique.

Trois parties divisent ce travail :

Première PARTIE. — *Matériel nécessaire, produits, verrerie.*

Deuxième PARTIE. — *Milieux de culture que demande la recherche des bacilles de Koch, de Lœffler, d'Eberth et de Neisser.*

Troisième PARTIE. — *Procédés de recherche.*

Nous espérons que cette modeste brochure sera bien accueillie de Messieurs les pharmaciens. Nous serions persuadé d'avoir contribué au relèvement de la profession si notre petit traité engageait le pharmacien à pratiquer lui-même ces recherches bactériologiques journalières sans avoir recours à la science des professeurs de Facultés.

V. MIETTE

ex-préparateur de bactériologie.
du 12me Corps d'armée.

Bordeaux, janvier 1904.

PREMIÈRE PARTIE

I. — MATÉRIEL.

a) *Microscope*. — Éclairage Abbé, objectif n° 7 et objectif à immersion homogène, oculaires 2 et 4.

b) *Autoclave Chamberland*. — A 3 atmosphères de pression.

c) *Four à flamber de Pasteur*. — Stérilisation de la verrerie.

d) *Étuve du D^r d'Arsonval*. — Régulateur automatique. Pour la culture des bacilles.

e) *Bougie-filtre Chamberland*. — Purification de l'eau.

Pour ces différents appareils nous recommandons la maison Adnet, de Paris.

L'appartement où seront installés ces appareils et qui servira de laboratoire, sera largement éclairé et aussi spacieux que possible,

II. — PRODUITS.

a) *Huile de Cèdre.* — Indispensable pour un examen à l'aide de l'objectif à immersion homogène.

b) *Baume du Canada.* — S'emploie dans le montage des préparations.

c) *Vert dahlia. Vert de Méthyle. Bleu de méthylène. Fuschine rouge.*—Pour la préparation des divers colorants.

III. — VERRERIE.

a) *Tubes à essai.*

b) *Ballons à fond plat.*

c) *Lames et lamelles.*

d) *Tubes* pour cultures sur pomme de terre.

e) *Pipettes à boule.*

f) *Oses à fil de platine,* montées sur baguettes de verre.

DEUXIÈME PARTIE

Milieux de culture nécessaires à la recherche des bacilles de la *tuberculose* de la *diphtérie* de la *fièvre typhoïde* et de la *blennorrhagie*.

BACILLE DE LA TUBERCULOSE

La recherche du bacille de Koch, dans les crachats, ne nécessite l'emploi d'aucun milieu spécial, l'examen se fait directement d'après un certain mode de coloration que nous étudierons plus loin. Aussi, n'est-ce qu'à titre d'indication, que nous parlerons de la culture des bacilles tuberculeux *sur pomme de terre stérilisée*. Pour ceux que les études bactériologiques intéressent, c'est le moyen d'obtenir, par sélection, une culture absolument pure de bacilles de Koch.

Ce milieu se prépare de la manière suivante : prendre une pomme de terre bien saine, à l'aide d'un couteau coupant très bien détacher de la partie centrale un morceau à *surfaces lisses* et pouvant pénétrer dans un tube à étranglement inférieur *(Fig. 1)*.

Certains auteurs recommandent de stériliser le couteau, à notre avis c'est une précaution inutile, car il est nécessaire de faire subir à ce milieu une stérilisation à la vapeur d'eau sous pression de 120° pendant vingt minutes. A cet effet, on emplit aux deux tiers le réservoir inférieur du tube d'un liquide glycériné (eau stérilisée, 1 partie ; glycérine, 1 partie), la pomme de terre préparée est placée dans la partie supérieure et le tout obturé par un tampon de coton hydrophile. Mettre le tube à l'autoclave et porter à la température indiquée plus haut.

(Fig. 1)

Pour l'ensemencement de ce milieu on utilise une aiguille de platine, préalablement

portée au rouge et refroidie, que l'on pro-
mène sur une des surfaces de la pomme de
terre après avoir prélevé une parcelle de la
matière suspecte.

On porte le tube ainsi ensemencé à
l'étuve chauffée à 37°, au bout de quelques
jours l'apparition de granulations blan-
châtres très prononcées dénonce la présence
du bacille de Koch. Ces granulations font de
rapides progrès et envahissent graduellement
le fragment de pomme de terre en entier.

Mais nous le répétons, la culture du bacille
tuberculeux n'est point nécessaire à une recherche clinique. C'est un moyen d'appro-
fondir l'étude de ce dangereux bacille, un
passe-temps scientifique pour le pharmacien
qu'intéressent les questions microbiologi-
ques.

BACILLE DE LA DIPHTÉRIE

L'examen direct d'une fausse membrane,
tout en permettant de donner des secours

immédiats au malade, n'est pas d'une sûreté suffisante pour affirmer un diagnostic, aussi est-il nécessaire de procéder à une culture sur milieu spécial, *le sérum de sang de bœuf*.

Dans la préparation de ce milieu, préparation qui nécessite les plus grands soins, nous remarquons trois phases :

1° *Prélèvement du sang*.

2° *Stérilisation du sérum*.

3° *Coagulation*.

1° *Prélèvement du sang*

Le procédé parfaitement aseptique de MM. Nocart et Roux [1] est d'une application difficile dans les villes et à la campagne où le pharmacien, pour cette opération, est forcément tributaire de la bonne volonté des bouchers.

Le moyen le plus pratique est de prélever le sang dans un vase à large ouverture, préalablement flambé à 180° dans le four Pas-

1. Nocart et Roux. *Sur la culture du bacille de la tuberculose* (*Annales de l'Institut Pasteur*, 1887, I, p. 20.)

teur, au moment où la gorge de la bête vient d'être ouverte.

Il est évident qu'une parfaite stérilisation s'impose pour le sérum ainsi recueilli que les bactéries de l'air ont souillé au moment de son prélèvement.

2° *Stérilisation.*

Après vingt-quatre heures de repos, le sang laisse surnager un liquide clair, *le sérum.* A l'aide de *pipettes à boules* munies d'une très longue effilure *(Fig.* 2) aspirer le sérum et le répartir dans les tubes de culture (tubes à essais). Il est bien entendu que tubes et pipettes ont été stérilisés avant l'opération à une température de 180° pendant trente minutes au four Pasteur.

Nous mentionnons ici, à titre d'indication, qu'il est nécessaire, avant de passer au four à flamber les objets de verrerie, d'en obturer

(Fig. 2)

chaque ouverture à l'aide d'un tampon de coton hydrophile.

A la répartition du sérum dans les tubes, avoir soin que la couche de liquide ne dépasse pas dans chaque tube une hauteur de quatre centimètres environ.

Le sérum sanguin a la propriété de se coaguler à 70', aussi sa stérilisation à l'autoclave sous de fortes pressions est-elle impossible. Pour remédier à cette difficulté, on suit le mode opératoire préconisé par Tyndall [1], qui consiste en chauffages répétés.

Le sérum liquide séparé par rétraction du caillot sanguin peut supporter longtemps, sans être intimement modifié, une température variant entre 58 et 60°. Se basant sur ce principe, on place les tubes à stériliser, munis d'un tampon de coton hydrophile, dans un bain-marie à niveau constant que l'on a soin de porter à la température indiquée plus haut pendant une heure chaque jour. La durée de cette opération est de huit jours consécutifs,

1. Tyndall. *Microbes* (traduction française, 1881).

c'est ce qu'on appelle stériliser par tyndallisation.

Pour s'assurer que le liquide est bien privé de micro-organismes vivants, il est nécessaire d'en mettre un tube à l'étuve marquant 37° ; si la limpidité n'en est pas troublée au bout de 24 heures, on peut considérer le sérum comme parfaitement stérile; il ne reste plus qu'à le coaguler.

3° *Coagulation.*

Lorsqu'on ne possède pas une étuve à coaguler, on peut y remédier par un dispositif fort simple qui nous a toujours donné d'excellents résultats.

Prendre une boîte en fer blanc munie de son couvercle, tapisser le fond d'une épaisse couche d'ouate, sur ce matelas placer une réglette en bois qui permettra de donner aux tubes de sérum l'inclinaison convenable, recouvrir les tubes d'une autre feuille de coton. Fermer la boîte dans le couvercle de laquelle passera un thermomètre, et disposer

2.

le tout sur un récipient métallique contenant de l'eau.

L'appareil ainsi construit, il ne reste plus qu'à porter l'eau du récipient à une température suffisante pour que le thermomètre de la boîte oscille entre 68 et 70°. Nous recommandons de surveiller attentivement les tubes de sérum pour retirer ceux qui se coaguleront les premiers ; sans cette précaution on obtiendrait un produit qui n'aurait pas la transparence voulue. Une fois le sérum pris en masse, laisser les tubes se refroidir lentement.

Le sérum coagulé doit être opalescent.

Lorsque l'on dispose les tubes dans la boîte, avoir soin de ne pas les incliner trop afin d'éviter que le liquide n'imprègne les tampons de coton.

Pour l'inclinaison à donner, se rapporter à la figure 3.

L'opération une fois terminée, conserver les tubes dans une position verticale, l'ouverture en bas. De cette façon, la vapeur d'eau qui s'est condensée dans le tube pen-

dant la coagulation est absorbée par le coton
et ne détériore pas, en y séjournant, la surface du sérum.

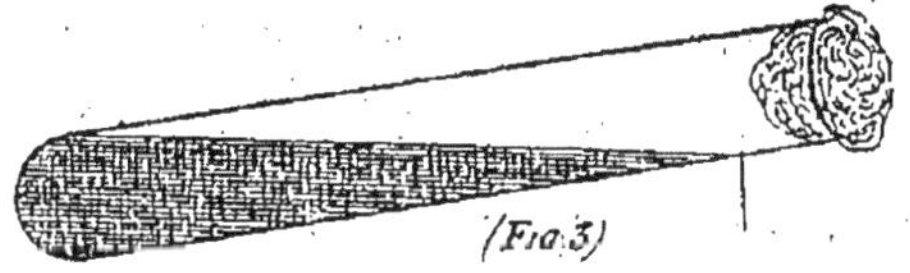

Nous recommandons tout particulièrement,
de ne pas préparer une trop grande quantité
de tubes de sérum à l'avance car, en vieillis-
sant, il se durcit au point de se détacher parfois du fond du tube.

Dans notre troisième partie, ayant trait
aux recherches bacillaires, nous indiquerons
le mode d'ensemencement de ce milieu.

BACILLE DE LA FIÈVRE TYPHOÏDE

Le procédé d'examen demandé au pharmacien dans un cas douteux de dothiénentérie sera celui de la *séro-agglutination*.
Un seul milieu de culture est nécessaire,
c'est le *bouillon peptonisé*.

Dans la préparation de ce bouillon . de

nombreuses variantes ont été introduites, le mode opératoire que nous allons indiquer nous a toujours donné un milieu de culture excellent en tous points.

Deux phases :

1° *Préparation du bouillon.*

2° *Stérilisation.*

1° *Préparation du bouillon.*

Pour un litre d'eau, prendre 500 grammes de viande de bœuf, hachée et dégraissée, laisser macérer à froid dans l'eau pendant vingt-quatre heures. Ce temps terminé, passer à travers un linge et exprimer le résidu. Au liquide sanguinolent ainsi obtenu on ajoute la quantité d'eau nécessaire pour ramener le volume du liquide à un litre. Porter à l'ébullition, dissoudre 5 grammes de sel marin et 10 grammes de peptone sèche. D'après l'excellente thèse de M. Miquel [1], un bouillon

---

1. Miquel. *Les organismes vivants de l'atmosphère.* Paris, 1882.

salé est plus favorable au développement des bactéries.

Lorsque l'on est arrivé à ce point de l'opération, le liquide obtenu donne au tournesol une réaction acide, il faut le neutraliser ; on acquiert ce résultat par l'addition d'une solution saturée de bicarbonate de soude jusqu'à réaction faiblement alcaline. Dans cette addition de la solution alcaline il faut agir avec prudence de manière à ne pas dépasser la dose voulue.

Mettre le bouillon ainsi préparé dans un matras à fond plat et stériliser.

2° *Stérilisation.*

Pour priver ce milieu de culture de toutes les bactéries étrangères que les différentes manipulations y ont introduites, on le soumet dans l'autoclave à une *température de 115° pendant vingt minutes.*

Après un lent refroidissement, retirer le récipient de l'autoclave et filtrer le bouillon sur un papier légèrement mouillé pour retenir les matières grasses et albuminoïdes précipitées par la chaleur. Renouveler la filtration jusqu'à parfaite limpidité. Répartir dans des tubes flambés et porter de nouveau à l'autoclave à la même température et pendant le même laps de temps.

Il arrive quelquefois qu'au sortir de cette deuxième stérilisation, le bouillon est faiblement opalescent ; ce léger trouble est sans importance et disparaît au refroidissement complet.

Il est absolument inutile d'emplir les tubes à une hauteur supérieure à 4 centimètres environ.

Nous recommandons pour ce milieu de culture d'agir comme pour le sérum, c'est-à-dire qu'après la stérilisation des tubes, il est nécessaire d'en mettre un à l'étuve marquant 37°. Si après un séjour de 24 heures le bouillon n'a pas perdu sa limpidité, on peut l'employer en toute confiance, il est absolument stérile.

D'autres milieux de cultures sont en usage pour différencier dans les *eaux* et les *fèces* le *bacille d'Eberth* du *coli-bacille*. Nous ne les mentionnerons pas, car ils ne relèvent pas de la pratique journalière. Le pharmacien qui voudrait pousser plus loin ses recherches bactériologiques dans ce sens, devrait avoir recours aux ouvrages spéciaux, tels ceux de M. Chantemesse. Un guide excellent pour les analyses d'eaux est le traité de M. le Dr Roux.

D'ailleurs ces recherches demandent un temps relativement long, ce qui permettra au pharmacien de s'adresser aux laboratoires spéciaux où s'opèrent journellement ces sortes d'examens.

BACILLE DE LA BLENNORRHAGIE

L'étude de cette espèce pathogène est d'une importance capitale, le pharmacien, mieux que personne, est à même d'en comprendre la nécessité. Il trouvera dans cette étude un guide infaillible pour les nombreux cas qui lui sont quotidiennement soumis ; il suivra pas à pas les effets du médicament dont la plus ou moins grande valeur lui sera ainsi irréfutablement démontrée.

Nous ne nous étendrons pas sur les milieux préconisés pour l'ensemencement *du gono-coque*. Une recherche clinique n'entraîne pas nécessairement la culture de ce microbe.

Pour mémoire et parce qu'à notre avis c'est le meilleur, nous mentionnerons le *milieu de Bumm*, c'est-à-dire, *le sérum de sang humain.*

Nous diviserons l'étude de ce milieu en deux parties :

1° *Prélèvement du sang.*

2° *Ensemencement.*

1° *Prélèvement du sang.*

Voici les conditions, d'ailleurs assez difficiles à réaliser, dans lesquelles doit être recueilli le sang qui fournira le sérum.

A la fin d'un accouchement, au moment de la *section du cordon*, recevoir le sang qui s'écoule, 40 à 60 centimètres cubes environ, laisser reposer 24 heures et recueillir le

sérum qui surnage. Stériliser et coaguler en position inclinée de la manière indiquée plus haut pour le sérum de sang de bœuf.

2° *Ensemencement.*

Cette opération doit se pratiquer avec le *pus* qui s'écoule dans les *premiers jours* de l'affection et choisir de préférence l'écoulement du matin.

Mettre à l'étuve à 37° et au bout de 18 heures la colonie s'est développée sous forme d'une goutte en saillie à surface brillante.

Encore une fois cette culture n'est pas indispensable. Dans notre seconde partie, nous traiterons de l'examen microscopique, qui seul a de l'importance tout en restant facile à pratiquer.

Avant d'aborder notre *troisième partie,* de beaucoup la plus importante, nous désirons redire une fois de plus que nous n'avons voulu dans ce travail qu'indiquer seulement ce que doit savoir un pharmacien soucieux de prouver au médecin qu'il est capable de lui fournir les renseignements que ce dernier est en droit d'attendre de sa science.

TROISIÈME PARTIE

Procédés de Recherches

BACILLE DE KOCH

L'examen microscopique du bacille de Koch consiste pour le pharmacien à rechercher sa présence dans des crachats supposés tuberculeux.

Cette opération, nous la diviserons pour en faciliter l'étude, *en deux parties* :

1°) *Coloration.*
3°) *Examen microscopique.*

1° *Coloration.*

La coloration du bacille de Koch est la partie la plus délicate de l'opération, pour la mener à bonne fin elle nécessite un tour de main que la pratique permet seule d'acqué rir. Malgré cela, en suivant la manière de procéder que nous allons indiquer, on obtient dès le début des résultats très satisfaisants.

On distingue *deux genres de coloration* du bacille de Koch, la *coloration simple* et la *double coloration*.

Avant d'entrer dans la technique des détails, nous allons indiquer les colorants qui sont nécessaires et leurs formules.

a) *eau d'aniline* { Eau distillée 100 c³.

Huile d'aniline 3 gram.

b) *Solution saturée de bleu de méthylène*.

Pour un bain de 15 c³ d'eau d'aniline, V gouttes de la solution de bleu de méthy-lène suffisent à donner une coloration conve-nable.

Plusieurs bains colorants ont été préconi-sés pour la double coloration, nous donnons la préférence au *rouge de Ziehl* car dans les préparations où il est employé les bacilles de

Koch ressortent très vivement sur le fond de couleur pâle.

Rouge de Ziehl

Fuschine rouge	0 gr. 50
Acide phénique	5 gr.
Alcool à 90°	10 gr.
Eau distillée	100 gr.

Coloration simple.

Prendre à l'aide d'une aiguille de platine préalablement flambée, une parcelle du crachat suspect dans la partie la plus purulente, l'écraser entre *deux lames* de manière à donner au frottis une égale épaisseur. Nous disons entre *deux lames*, allant contre la routine qui veut que l'écrasement se fasse entre *deux lamelles*. A notre avis, la fragilité des lamelles est un grave inconvénient, car, dans la crainte de briser ces deux petits morceaux de verre si minces, l'opérateur perd toute sa sûreté d'action.

D'autre part, dans notre procédé, nous avons supprimé l'immersion dans le bain chaud des deux lamelles qu'il est toujours

3.

fort difficile de maintenir à l'aide de la *pince de Cornet*.

Sur une des *deux lames*, séchée à la flamme d'un bec Bunsen et refroidie, mettre quelques gouttes de colorant au *bleu de méthylène* indiqué plus haut : (eau d'aniline 15 c³, solution du bleu cinq gouttes) de manière à bien recouvrir le frottis en entier. Placer cette lame au-dessus du bec Bunsen baissé en veilleuse, jusqu'à production de vapeurs du liquide colorant. En regardant par transparence, on se rendra compte du degré de coloration obtenue, la pratique indiquera la teinte à donner ; nous ajoutons cependant qu'elle doit être assez prononcée.

La recherche du bacille de Koch étant basée sur ce fait, que ce microbe se colore très intensivement et résiste aux agents décolorants, il suffira donc, lorsque la préparation aura la teinte voulue, de faire agir sur elle un liquide de décoloration qui sera *l'acide azotique au tiers* (1 partie acide azotique, 2 parties eau distillée) pour que la masse devienne incolore et que les bacilles de Koch, s'il en existe, restent colorés en bleu. Pour arriver à ce résultat, rejeter l'excédent de matière colorante restant sur la lame et verser sur celle-ci quelques gouttes d'acide azotique au tiers, la préparation devient verdâtre, puis passe à une teinte jaune ; dès que les tons jaunes apparaissent laver la préparation à grande eau de manière à enlever toutes traces d'acide. Après ce lavage faire agir sur la préparation un peu d'alcool à 90°, le bleu sera régénéré en une teinte faible du fond sur lequel les bacilles de Koch, plus intensivement colorés, ressortiront nettement.

Ces différentes opérations terminées, sécher la préparation au bec Bunsen et la monter sur baume du Canada.

Le montage d'une préparation se pratique en interposant entre la lame et la lamelle, qui doit recouvrir le frottis, une goutte de baume du Canada. Cette petite manipulation complémentaire a le grand avantage d'éclaircir la préparation.

Double coloration.

Bien qu'à notre avis la coloration simple soit plus que suffisante pour déceler la présence des bacilles tuberculeux dans une préparation, nous allons indiquer, le plus clairement possible, le moyen d'obtenir *la double coloration*, c'est-à-dire de donner aux bacilles de Koch un ton différent de celui du reste de la préparation.

Nous ne voulons point passer sous silence que les diverses manipulations nécessaires à cette opération sont excessivement délicates. Pour réussir il faut une assez grande habileté qui ne s'acquiert que par une longue pratique. Aussi nous recommandons à ceux qui débutent de ne pas se décourager devant le peu de réussite qui accompagne souvent les premiers essais.

Le mode opératoire est le même que pour la *coloration simple*, mais il est préférable d'employer pour la coloration des bacilles le *rouge phéniqué de Ziehl*. Bien décolorer comme nous l'avons dit plus haut et après le lavage à l'alcool, faire agir, sur le tout, le bain colorant de *bleu de méthylène* pendant un temps très court. Laver de nouveau à l'eau, sécher et monter comme il a été indiqué précédemment. La difficulté réside dans l'intensité à donner à la coloration du fond.

Il est de toute évidence qu'une préparation obtenue de la sorte favorise grandement l'examen microscopique. L'effet est très joli car l'on voit les bacilles de Koch ressortir en rouge sur le fond légèrement teinté en bleu pâle.

2° *Examen microscopique.*

Le bacille de Koch est un bâtonnet mesurant de 1,5 µ à 3,5 µ en longueur, droit ou légèrement incurvé, on observe souvent ces microbes accolés bout à bout, deux à deux.

Comme nous le faisions remarquer plus haut, l'étude de ce bacille est facilitée par sa remarquable propriété d'absorber intensivement la couleur et de résister aux agents de décoloration.

Pour l'examen microscopique nous utilisons l'objectif à immersion homogène accompagné de l'éclairage Abbé. Pour étudier facilement une préparation, il faut que le champ du microscope soit assez étendu, aussi nous recommandons comme oculaire le numéro 2 qui donne toute satisfaction sur ce point. Cependant lorsque dans sa recherche on est tombé sur un point suspect qu'il faut étudier attentivement, il est bon de remplacer l'oculaire numéro 2 par le numéro 4.

Avoir soin de ne donner comme éclairage qu'un jour tamisé, on évitera ainsi le phénomène de réfringence des bacilles qui se produit avec une lumière trop crue.

Mettre sur la préparation montée, une goutte *d'huile de cèdre* fluidifiée à l'aide du Xylol, dans laquelle l'objectif à immersion doit constamment baigner pendant la durée de l'observation microscopique.

Il est inutile de faire ressortir l'importance de la réponse qui doit conclure un examen bactériologique, aussi avant de se prononcer soit pour l'affirmative, soit pour la négative, doit-on s'entourer de toutes les précautions nécessaires. Il ne faut pas ménager son temps, on doit faire de nombreuses préparations et les examiner avec beaucoup d'attention. Ces principes ne s'appliquent pas seulement à l'étude du bacille de Koch, mais aussi à toutes les recherches de bactériologie.

Lorsque tout examen microscopique, où on a employé l'objectif à immersion, est terminé, il est absolument nécessaire de nettoyer la lentille de cet objectif à l'aide d'une goutte de Xylol. Cette petite opération a pour but de dissoudre l'huile de cèdre qui imprègne la base de l'objectif. Ne pas essuyer la lentille avec un linge, mais avec une peau de chamois.

BACILLE DE LŒFFLER

En 1884, Klebs découvrit un microbe qui, selon lui, provoquait, particulièrement chez

les jeunes enfants, une angine très dange-
reuse, souvent mortelle, jusqu'à la mise en
pratique par M. le Dr Roux, d'un sérum cura-
tif. Peu après Lœffler approfondissait les
études commencées, aussi a-t-on désigné par
bacille de Lœffler, l'agent producteur du
croup. Ce microbe se trouve également dans
le coryza pseudo-membraneux.

Avant de procéder à l'ensemencement, qui
seul permet d'affirmer une diagnose sérieuse,
il est nécessaire de pratiquer un *examen
direct* qui, par son résultat, indiquera la mar-
che à suivre dans les premiers soins à donner au malade.

Donc dans l'étude du bacille de Lœffler,
nous distinguerons deux parties :

1º *Examen direct*;

2º *Culture*.

1º *Examen direct.*

Cette première observation se pratique en
faisant un frottis sur lame d'une parcelle de
la fausse membrane suspecte. On colore à

l'aide d'un bain spécial, *le bleu de Roux*.

Voici la formule de ce colorant :

Solution A $\left\{\begin{array}{ll}\text{Violet dahlia} & \text{1 gramme.} \\ \text{Alcool à } 90° & \text{10} \quad » \\ \text{Eau distillée} & \text{90} \quad »\end{array}\right.$

Solution B $\left\{\begin{array}{ll}\text{Vert de méthyle} & \text{1 gramme.} \\ \text{Alcool à } 90° & \text{10} \quad » \\ \text{Eau distillée} & \text{90} \quad »\end{array}\right.$

Pour obtenir le bleu de Roux, on mélange ces deux solutions dans les proportions suivantes :

Solution A. — 1 partie.

Solution B. — 2 parties.

Le mode opératoire de coloration est fort simple : mettre sur le frottis, que l'on a eu soin de sécher au préalable, une quantité suffisante de bain colorant, composé de la manière que nous venons d'indiquer.

Laisser le bain en contact pendant une minute environ, rejeter l'excédent et laver à grande eau, sécher et monter sur baume du Canada.

Une préparation colorée ainsi est d'un très

joli effet, les bacilles de la diphtérie ressortent en violet sur un fond vert pâle.

L'oculaire 2 et l'objectif n° 7, donnent au
microscope un grossissement largement suffi-
sant pour permettre d'étudier facilement le
bacille de Lœffler. Ne pas oublier qu'avec
l'objectif n° 7, on n'utilise pas le condensa-
teur d'éclairage Abbé.

Voici les principaux caractères du bacille
qui nous occupe. Sa forme est excessivement
variable. On distingue *la forme longue la
forme courte, la forme moyenne*. La longueur
de ce microbe oscille entre 1 et 4 μ.

Bâtonnets droits, souvent incurvés, le ren-
flement qui se rencontre parfois à l'une de
leurs extrémités, les a fait comparer à des
baguettes de tambour.

L'observation a découvert qu'un des caractères très distinctifs du bacille de la diphtérie
est l'accouplement de deux bâtonnets en
forme de V. Dans les préparations, on les
rencontre soit rangés parallèlement, soit en
éventail, soit enfin en broussaille.

Le bacille de Lœffler est presque toujours

accompagné d'autres espèces microbiennes, *staphylocoque* ou *streptocoque*. La présence de ces bacilles, qu'il faudra déclarer dans le résultat, est l'indice d'une plus grande gravité de la maladie.

L'ingéniosité de chacun s'est exercée dans la façon d'opérer le prélèvement de la fausse membrane suspecte. On a préconisé l'aiguille de platine recourbée à son extrémité en forme d'anneau. Le *modus operandi* que nous allons indiquer et que nous conseillons tout particulièrement, a le grand avantage sur beaucoup d'autres d'être parfaitement aseptique.

Dans la plupart des cas, la parcelle de fausse membrane à examiner est apportée au pharmacien par le médecin lui-même. Nous recommandons donc de remettre à ce dernier, au moment du besoin, plusieurs tubes à essais contenant un morceau de bois mince, à l'extrémité duquel serait enroulé un tampon d'ouate hydrophile de faible grosseur. Ces tubes, avant d'être livrés, sont passés au four à flamber à la température de 165°.

Le docteur aura ainsi en main un instrument absolument stérile.

D'autre part, la fausse membrane adhère plus facilement au coton hydrophile qu'à l'aiguille de platine. Pour le frottis sur lame, ce procédé est éga'ement très pratique, car l'épaisseur de la couche étendue est beaucoup plus uniforme.

Serrer fortement le morceau d'ouate autour du petit manche de bois de façon à éviter que, durant l'opération de prélèvement, il ne reste au fond de la gorge du patient.

2° *Ensemencement.*

Dix-huit heures suffisent au bacille de Lœffler pour former une colonie sur sérum de sang de bœuf. Partant de ce principe, il est évident que le seul procédé de recherche rigoureusement exact réside dans l'ensemencement de la fausse membrane suspecte sur ce milieu particulier.

Prendre un tube de sérum coagulé en position inclinée. Avec l'öse en platine, gratter la fausse membrane, prélevée comme nous venons de le dire plus haut et faire un ensemencement en stries. Ceci fait, porter le tube à l'étuve, laquelle devra être rigoureusement maintenue à 37° ; si l'on est en présence du bacille de Lœffler, au bout de 16 à 18 heures de séjour à l'étuve, la culture donne des colonies sphériques en gouttelettes, bleutées par transparence.

Une préparation colorée de ces colonies indique nettement le bacille de la diphtérie. Si le tube ensemencé demeure plus longtemps à l'étuve, on voit bientôt apparaître des colonies saillantes et arrondies de couleur jaune, c'est le staphylocoque doré.

Comme dans toutes les maladies d'origine microbienne, il faut prendre des précautions pour éviter de baser ses conclusions sur de simples apparences.

C'est ainsi qu'il existe un bacille pseudo-diphtériquequi, à l'ensemencement, donne les mêmes cultures que celui de Lœffler. Le seul contrôle possible est l'inoculation directe à un cobaye qui, de ce fait, n'éprouve aucun symptôme de maladie, alors qu'une injection du bacille de la diphtérie suffit à lui donner la mort dans l'espace de 1 à 4 jours.

Ce pseudo-bacille se rencontre en grand nombre chez les personnes très saines.

BACILLE D'EBERTH

Cause originelle de la dothiénentérie, le bacille typhique est un de ceux que le pharmacien est appelé à étudier le plus fréquemment.

Nous ne parlerons ici que du *séro-diagnostic* qui, malgré toute son importance, est assez facile à pratiquer.

Etant donné du sang d'un malade, supposé atteint de dothiénentérie, chercher si le sérum de ce sang agglutine les bacilles d'Eberth, telle est la définition du *séro-diagnostic*.

Une fois en possession du sang recueilli aseptiquement par le médecin, le pharmacien aura deux opérations à faire.

1° *Ensemencement du bouillon* ;

2° *Examen microscopique.*

Si l'on était obligé de pratiquer soi-même la prise du sang, voici la méthode très simple que nous suivons : à l'aide d'une aiguille flambée, faire une piqûre à l'un des doigts du malade et recevoir quelques gouttes du sang dans un verre de montre stérilisé au four. Avoir soin de bien nettoyer, à l'alcool et au sublimé, le doigt du patient.

1° *Ensemencement.*

Cette opération se pratique dans du *bouillon* préparé comme nous l'avons indiqué dans notre *deuxième partie.* Une *culture mère sur sérum* de bacille d'Eberth est nécessaire pour cet ensemencement.

Nous conseillons de faire venir de l'Institut Pasteur le premier tube de sérum cultivé. Cette culture initiale sera perpétuée en ensemençant tous les quinze jours un nouveau tube qui lui-même servira pour un autre tube quinze jours plus tard.

3.

D'un sérum ainsi cultivé prendre une parcelle de colonie typhique et la transporter à l'aide de l'aiguille de platine, dans un tube de *bouillon peptonisé*, porter ce tube à l'étuve marquant 37°.

Les précautions antiseptiques à prendre pour la translation du germe typhique dans le tube de bouillon, sont les suivantes : flamber au bec Bunsen l'orifice du tube de sérum avant de l'ouvrir, rougir l'aiguille qui servira au prélèvement de la colonie, flamber de la même façon l'ouverture du tube de bouillon avant de l'ouvrir et, après l'ensemencement, au moment de le fermer ; on devra également passer au bec Bunsen le tampon d'ouate hydrophile qui servira d'obturateur au tube de bouillon.

Douze heures après la mise en culture, et c'est là une des principales propriétés du bacille d'Eberth, on voit un trouble floconneux se produire au sein du bouillon ensemencé qui, dès lors, peut être utilisé pour un *séro-diagnostic*. Un séjour prolongé à l'étuve entraîne la formation d'un dépôt blan-

châtre au fond du tube de bouillon conta-
miné.

2° *Examen et séro-réaction.*

Le bacille d'Eberth se présente sous forme
de minces bâtonnets agités d'un mouvement
très rapide, soit de translation, soit d'oscilla-
tion sur eux-mèmes.

Pour la séro-agglutination, prendre, à
l'aide d'une pipette flambée, un peu du
bouillon cultivé et l'ajouter, dans la propor-
tion de dix à quinze fois son volume, au sang
recueilli dans le verre de montre. Laisser en
contact environ 30 minutes. Après ce temps,
laisser tomber une goutte de ce mélange sur
une lame de verre et recouvrir immédiatement d'une lamelle.

Porter cette préparation sous le champ du
microscope muni de son oculaire 2 et de
son objectif 7 avec un très faible éclairage.

Tout d'abord on verra les bacilles d'Eberth
se mouvoir avec rapidité en tous sens, peu
à peu, si l'on est en présence d'une fièvre

typhoïde, ils ralentiront leurs mouvements pour se grouper en plusieurs points ou îlots.

Cette tendance des bacilles à s'agglutiner est plus grande dans les deux phases extrêmes de la maladie, au début et dans la convalescence.

Il sera bon, avant de donner un résultat, de faire un second examen avec un nouveau tube de bouillon ensemencé et une nouvelle quantité de sang.

BACILLE DE NEISSER

C'est en 1872 qu'Hallier signala la présence d'un microbe dans le pus blennorrhagique. Sept années plus tard, Neisser approfondit les études commencées et donna ce même microbe comme cause originelle de l'ophtalmie blennorrhagique, aussi le gonocoque porte-t-il le nom de *Bacille de Neisser*.

L'examen microscopique de gonocoque demande *l'objectif à immersion* et *l'oculaire 4*.

Ce fort grossissement s'explique par la petitesse de ce microbe, en effet 0,5 μ. est le diamètre habituel des coccus du pus blennorrhagique. On les rencontre toujours associés deux à deux, leur forme rappelle celle d'un haricot, dans leur association les deux parties incurvées sont constamment tournées l'une en face de l'autre.

Sur une lame, étendre à l'aide de l'aiguille de platine flambée un peu de pus. Avoir soin de ne pas écraser entre deux lames la goutte ainsi déposée pour éviter de dissocier les globules du pus.

Sécher la préparation et la colorer au *bleu de méthylène*.

Là se pose une difficulté. De nombreuses espèces microbiennes ayant de grands points de ressemblance avec le *gonocoque* ont été découvertes dans le pus de la blennorrhagie. Cependant il sera aisé de différencier le gonocoque de ces autres microbes lorsqu'on saura qu'un de ses principaux caractères est de se décolorer par la *méthode de Gram*.

Cette méthode consiste à soumettre la préparation aux effets d'un bain spécial dont voici la formule :

$$\text{Liqueur de Gram}\begin{cases}\text{iode} & . & . & . & . & 1 & \text{gr.}\\ \text{iodure de pot.} & & 2 & \text{gr.}\\ \text{eau distillée} & . & 300 & \text{gr.}\end{cases}$$

Le *modus operandi* est des plus simples :

Au sortir du bain de *bleu de méthylène*, laver la préparation à grande eau et la plonger pendant deux minutes environ dans la solution *iodo-iodurée*, jusqu'à ce qu'elle prenne une *teinte noirâtre*.

Décolorer ensuite à l'alcool absolu d'une façon complète, sécher et porter la préparation montée sur baume du Canada sous le champ du microscope. Les gonocoques seront incolores tandis que les autres microbes resteront colorés en brun.

Si le pharmacien veut trouver dans ces observations une indication de traitement, il doit les répéter souvent dans le cours d'une maladie.

En terminant ce modeste travail que nous recommandons à son indulgence, nous exprimons le vœu de voir le pharmacien s'intéresser à ces études bactériologiques si pleines d'intérêt. Leur agrément à les cultiver ne serait rien, mais leur importance est capitale, à l'heure actuelle, répétons-le. En suivant cette voie, le pharmacien relèverait son prestige aux yeux du monde dont l'estime n'irait plus seulement au commerçant intègre mais aussi et surtout à l'homme de science.

V. MIETTE

Bordeaux, décembre 1903.

TABLE DES MATIÈRES